Jean François Alain Mamba Mamba

Facteurs de risque des complications foetales dans la prééclampsie

Jean François Alain Mamba Mamba

Facteurs de risque des complications foetales dans la prééclampsie

Le "silent killer" de la grossesse

Presses Académiques Francophones

Impressum / Mentions légales
Bibliografische Information der Deutschen Nationalbibliothek: Die Deutsche Nationalbibliothek verzeichnet diese Publikation in der Deutschen Nationalbibliografie; detaillierte bibliografische Daten sind im Internet über http://dnb.d-nb.de abrufbar.
Alle in diesem Buch genannten Marken und Produktnamen unterliegen warenzeichen-, marken- oder patentrechtlichem Schutz bzw. sind Warenzeichen oder eingetragene Warenzeichen der jeweiligen Inhaber. Die Wiedergabe von Marken, Produktnamen, Gebrauchsnamen, Handelsnamen, Warenbezeichnungen u.s.w. in diesem Werk berechtigt auch ohne besondere Kennzeichnung nicht zu der Annahme, dass solche Namen im Sinne der Warenzeichen- und Markenschutzgesetzgebung als frei zu betrachten wären und daher von jedermann benutzt werden dürften.

Information bibliographique publiée par la Deutsche Nationalbibliothek: La Deutsche Nationalbibliothek inscrit cette publication à la Deutsche Nationalbibliografie; des données bibliographiques détaillées sont disponibles sur internet à l'adresse http://dnb.d-nb.de.
Toutes marques et noms de produits mentionnés dans ce livre demeurent sous la protection des marques, des marques déposées et des brevets, et sont des marques ou des marques déposées de leurs détenteurs respectifs. L'utilisation des marques, noms de produits, noms communs, noms commerciaux, descriptions de produits, etc, même sans qu'ils soient mentionnés de façon particulière dans ce livre ne signifie en aucune façon que ces noms peuvent être utilisés sans restriction à l'égard de la législation pour la protection des marques et des marques déposées et pourraient donc être utilisés par quiconque.

Coverbild / Photo de couverture: www.ingimage.com

Verlag / Editeur:
Presses Académiques Francophones
ist ein Imprint der / est une marque déposée de
OmniScriptum GmbH & Co. KG
Heinrich-Böcking-Str. 6-8, 66121 Saarbrücken, Deutschland / Allemagne
Email: info@presses-academiques.com

Herstellung: siehe letzte Seite /
Impression: voir la dernière page
ISBN: 978-3-8416-3646-1

Zugl. / Agréé par: Yaounde,Université de Yaounde I,2014

Copyright / Droit d'auteur © 2015 OmniScriptum GmbH & Co. KG
Alle Rechte vorbehalten. / Tous droits réservés. Saarbrücken 2015

Sommaire

PRELIMINAIRES iii
REMERCIEMENTS v
Liste des abréviations vii
Liste des Tableaux viii
INRODUCTION 2
   1) Contexte 2
   2) Justification 3
OBJECTIFS 5
OBJECTIFS 6
   1) Objectif général 6
   Déterminer les facteurs de risque de mauvais pronostic de la naissance dans la Prééclampsie /éclampsie. . 6
   2) Objectifs spécifiques 6
REVUE DE LA 7
LITTERATURE 7
REVUE DE LA LITTERATURE 8
   1.) Définition 8
   2.) Classification 9
   3.) Epidémiologie 9
   4.) Facteurs de risque 10
   5.) Ethiopathogénie 11
   6.) Physiopathologie [28] 15
   7.) Diagnostic [17,28] 17
   8.) Paraclinique 18
   9.) Traitement [17] 18
   10. Complications [29,30] 20
   1. Complications aiguës 20
   2. Complications chroniques 21
Méthodologie 24
   1. Type d'étude 24
   2. Lieu d'étude 24
   3. Durée de l'étude 24
   4. Population d'étude 25
      5. Echantillonnage 25

6. Matériel 26
7. Procédure 26
8. Gestion et analyse des données 29
9. Expression et dissémination des résultats 29
10. Considérations éthiques 30
RESULTATS 31
Caractéristiques sociodémographiques 32
2. Répartition par revenu 33
3. Répartition par niveau d'étude 33
4. Situation matrimoniale 34
Caractéristiques cliniques 35
5. Parité des participantes 35
6. Antécédents obstétricaux 36
7. Antécédents médicaux 37
8. Antécédents Toxicologiques et Immunologiques 38
9. Antécédents familiaux 39
10. Suivi de la grossesse 40
11. Eclampsie 41
12. Type de prééclampsie 42
13. Valeur de la protéinurie 43
14. Grossesses multiples 44
Caractéristiques fœtales et de l'accouchement 45
15. Répartition par sexe 45
16. Voie d'accouchement 46
Facteurs de risque des complications fœtales dans la prééclampsie sans régression logistique 47
Facteurs de risque des complications fœtales dans la prééclampsie avec régression logistique 48
Discussion 49
1.1.1 Discussion 50
Limites de l'étude 52

PRELIMINAIRES

DEDICACES

Je dédie ce travail :

- ➢ -Au Seigneur DIEU Tout Puissant, Lui sans Qui rien de tout ceci ne serait arrivé.

- ➢ -A mon feu père MAMBA MOUSSIPI François. Comme j'aurais aimé que tu sois là.

- ➢ -A Mme NKAGUE SEBE Pauline, ma mère.

- ➢ -A mes frères SEBE Christian, BOUNAM Claudia, EKEYOK Etienne, François et Philippe MAMBA.

REMERCIEMENTS

Au moment où s'achèvent ces 7 années de dur labeur, j'aimerais remercier de façon particulière :

- ❖ Pr MBOUDOU Emile qui a accepté d'encadrer ce travail, sa rigueur scientifique nous guidera toujours.

- ❖ Dr FOUMANE Pascal, pour sa disponibilité sa chaleur humaine et ses précieux conseils.

- ❖ Dr FOUEDJO Jeanne pour son encadrement et sa sollicitude.

- ❖ Le personnel infirmier de l'HCY et l'HGOPY pour leur aide précieuse.

- ❖ Toutes les femmes qui ont accepté de participer à cette étude.

- ❖ Tous les médecins, médecins résidents et spécialistes des hôpitaux où nous avons effectué nos différents stages académiques, pour leurs enseignements et encouragements.

- ❖ Tous mes enseignants du primaire et du secondaire, c'est aussi grâce à leur travail de fourmis que je suis là.

- ❖ La grande famille BAGWOKAN, mes oncles MPOAM Jean, MENTCHOUGA Marie, FANBOY SEBE Adrien, DJIMA Anne SEBE, BOUNAM Solange.

- ❖ Mme MEDALEBEM Marthe, ma 2ᵉ maman, pour son support et les nombreux sacrifices consentis.

- ❖ Mme SEBE Victoire epse LOE, pour sa constante attention.

- ❖ Mes cousins YOMBO Aurélien, Dr SHOUAME née AGOUME Valentine, SEBE MEKE Azaes, AYO MPOAM Fabrice, SEBE Stéphane, SEBE Romeo et tous les autres du regroupement familial « REBAG ».
- ❖ Mes neveux Loïc, Heptane, Yannick, Christelle, Franck, Yohanna et Querrida

- ❖ Mes camarades de la **39ᵉ** promotion de la FMSB, pour ces années laborieuses que nous avons franchies ensemble, pour vos conseils et les amitiés que nous avons tissées, que j'espère longues, sincères et fructueuses.

- ❖ MBANYA Armand, NJIE MEOTO Paul, PILO NDIBO Guy, IBRAHIMA MOUHAMADOU, KHOU-KOUZ Herve, ANKONE Anniel, DOUME Juste, ETJO Vanela, NTOLO Siporah, KENKO Ingrid, NGUIATE Pelagie.
- ❖ Mes aînés et cadets membres des associations scolaires CEMREC et CEMM.

- ❖ Mes amis et toutes les personnes que je ne peux citer nommément ici, vous avez tous apporté une pierre à cette œuvre. Merci pour vos mots et gestes gentils.

Liste des abréviations

CPN	=	Consultation Pré Natale
FMSB	=	Faculté de Médecine et des Sciences Biomédicales
EHS/ECS	=	European Hypertension Society/ European Cardiology Society
HGOPY	=	Hôpital Gynéco-Obstétrique et Pédiatrique de Yaoundé
HTA	=	Hypertension artérielle
HCY	=	Hôpital Central de Yaoundé
IC	=	Intervalle de Confiance
LDH	=	Lacticodeshydrogénases
NK	=	Natural killer
OMS	=	Organisation Mondiale de la Santé
OR	=	Odds Ratio
PAD	=	Pression Artérielle Diastolique
PAS	=	Pression Artérielle Systolique
PE	=	Prééclampsie
P1GF	=	Placenta Growth factor 1
RCIU	=	Retard de Croissance Intra-utérin

Liste des Tableaux

Tableau I : Classification des maladies hypertensives en grossesse.. 8
Tableau II : Signes cliniques de la prééclampsie.. 9
Tableau III: Principaux facteurs de risque de prééclampsie. 11
Tableau IV : Comparaison par tranches d'âge des groupes cas et témoins............................ 32
Tableau V: Comparaison par revenu des groupes cas et témoins.. 33
Tableau VI: Comparaison par niveaux d'études des groupes cas et témoins........................ 33
Tableau VII : Comparaison des statuts matrimoniaux des groupes cas et témoins................. 34
Tableau VIII: Comparaison de la parité dans les groupes cas et témoins................................ 35
Tableau IX : Comparaison des antécédants de PE dans les groupes cas et témoins............... 36
Tableau X: Comparaison des antécédants d'HTA dans les groupes cas et témoins............... 37
Tableau XI: Comparaison des antécédants de consommation d'alcool et d'allergie dans les groupes cas et témoins. 38
Tableau XII : Comparaison des antécédants familiaux d'HTA et de PE dans les groupes cas et témoins. 39
Tableau XIII: Comparaison du suivi de la grossesse dans les groupes cas et témoins.   40
Tableau XIV:Comparaison de la survenue d'une éclampsie dans les groupes cas et témoins 41
Tableau XV: Comparaison du type de prééclampsie dans les groupes cas et témoins........... 42
Tableau XVI : Comparaison de la valeur de la protéinurie dans les groupes cas et témoins. 43
Tableau XVII:Comparaison des grossesses multiples dans les groupes cas et témoins
....44
Tableau XVIII: Comparaison du sexe dans les groupes cas et témoins................................. 45
Tableau XIX: Comparaison des voies d'expulsion dans les groupes cas et témoins. .46
Tableau XX: Facteurs de risque des complications fœtales sans régression logistique. 47
Tableau XXI :Facteurs de risque des complications fœtales avec régression logistique. 48

Liste des Figures

Figure 1 : Incidence et classification des maladies hypertensives en grossesses.................... 10

Figure 2: Invasion trophoblastique et remodelage vasculaire dans la grossesse normale et la prééclampsie.. 12

INTRODUCTION

INRODUCTION

1) Contexte

Les maladies hypertensives en grossesse représentent un motif de consultation fréquent en gynécologie-obstétrique. Elles sont de natures assez variées, et la prééclampsie en est l'une des plus représentées.

La prééclampsie est définie par la survenue des chiffres tensionnels > 140/90 mm hg et surtout d'une protéinurie ≥ 300 mg/24h. Cette pathologie est devenue rare en Europe mais est bel et bien présente dans notre contexte, représentant 78% des cas de maladies hypertensives à l'Hôpital Gynéco-Obstétrique et Pédiatrique de Yaoundé, d'après Mboudou et *al.* [1]. Kyebyene et *al.* [2] retrouvent une prévalence de 5,87% à l'HOPITAL CENTRAL de Yaoundé. Sa survenue au cours du travail s'accompagne de manifestations cliniques les unes plus ou moins graves que les autres, mais aussi de certaines complications qui peuvent être préjudiciables pour la mère et l'enfant.

Les publications sur les risques de morbimortalité liés à la prééclampsie ne sont pas légions. Elles sont encore plus rares en milieu africain. Pourtant aujourd'hui il ne fait plus aucun doute que la race noire augmente le risque de faire une maladie hypertensive au cours de la grossesse [3]. La prééclampsie/éclampsie n'affecte pas seulement le pronostic de la grossesse mais prédispose également la mère et l'enfant à des complications à court et long terme [4]. Les véritables difficultés en rapport avec sa prise en charge effective, découlent du fait que le traitement implique l'accouchement et la délivrance placentaire [5].S'il est en effet recommandé de procéder à l'accouchement quelque soit l'âge gestationnel dans la prééclampsie sévère, le challenge pour l'obstétricien est de faire la part des choses entre le souci d'obtenir une meilleure maturation uterofoetale et le risque maternel et fœtal de laisser évoluer la grossesse [6-8].Le taux de mortalité néonatal dans les accouchements compliqués de prééclampsie/éclampsie oscille entre 9 et 51 pour mille naissances dans une étude de Colleta J. et a*l.* [9]. Par ailleurs Chappell L et *al.* au Royaume-Uni montrent une augmentation de l'ordre de 21% du taux de mort-nés par rapport au reste des accouchements et un poids de naissance 12% plus bas que la moyenne dans les prééclampsies sévères [3]. Des résultats similaires sont retrouvés par Bakes CH et *al.* qui concluent que la prééclampsie représente la cause la plus fréquente retrouvée dans le retard de croissance intra utérin chez les nourrissons sans anomalies [10].

Le pronostic néonatal peut être sous l'influence d'un certain nombre de facteurs de risque retrouvés chez la mère. Chappell L et *al* ont par exemple étudié le rapport existant entre l'hypertension chronique maternelle et le pronostic des enfants nés des femmes qui en souffrent. Ils ont pu démontrer dans leur travail dont l'effectif était de 822 femmes, que la prééclampsie survenait dans environ 22% des cas [3], ce qui est dans le sillage des taux enregistrés en Nouvelle-Zélande [11], au Canada [12] et aux Etats-Unis où il avoisine les 25% [13]. Cette étude, le poids de naissance moyen est inférieur au 90ème percentile chez 48% des nouveaux nés [3], tandis que Coletta J et *al* aux Etats-unis affirment même que ces femmes ont 4,4 plus de chance d'avoir un mort né [9].

Force est de supposer que si dans des pays développés les chiffres sont si évocateurs, dans nos pays en proie à de nombreuses difficultés socio-économiques, ils seraient encore plus élevés. Ainsi que le démontre l'étude de Ligia M.S et *al*, on estime la mortalité périnatale à 59 pour 1000 dans les pays développés et jusqu'à 300 pour mille dans les pays à faibles revenus [14]. Par ailleurs la prééclampsie constitue la 2ème cause de mortalité périnatale en Afrique [15]. Le but de notre étude est d'essayer de surligner parmi les facteurs de risques identifiés par la littérature, ceux les plus à même d'évoquer un pronostic défavorable de la grossesse.

2) Justification

Notre travail se justifie par le fait que peu de données sont disponibles sur le pronostic fœtal de la maladie hypertensive durant la grossesse en milieu camerounais. Les résultats issus de cette étude permettront à terme de diminuer la morbimortalité fœtale et néonatale liée à la prééclampsie en donnant aux cliniciens les moyens d'identifier les grossesses à risque et ainsi optimiser leur prisse en charge. Car à bien des égards, la prééclampsie constitue un drame obstétrical.

3) Question de recherche

Quels sont les facteurs de risque des complications fœtales en cas de prééclampsie/ éclampsie?

4) Hypothèse de recherche

Il existe des facteurs de risques qui exposeraient plus que d'autres à des complications fœtales dans les grossesses compliquées de prééclampsie.

OBJECTIFS

OBJECTIFS

1) Objectif général

Déterminer les facteurs de risque de mauvais pronostic de la naissance dans la Prééclampsie /éclampsie.

2) Objectifs spécifiques

1/-Déterminer les caractéristiques sociodémographiques associées aux complications fœtales au cours de la prééclampsie/éclampsie.

2/-Déterminer les caractéristiques cliniques associées aux complications fœtales au cours de la prééclampsie/éclampsie.

3/-Déterminer les paramètres de l'accouchement associés aux complications fœtales au cours de la prééclampsie/éclampsie.

4/-Déterminer les paramètres fœtaux associés aux complications fœtales au cours de la prééclampsie/éclampsie.

REVUE DE LA LITTERATURE

REVUE DE LA LITTERATURE

1.) Définition

La National High Blood Pressure Education Program (NHBPE) classe les maladies hypertensives en grossesse en quatre entités : hypertension chronique, hypertension gestationnelle, prééclampsie/éclampsie et enfin prééclampsie/éclampsie surajoutée. Elle définit la prééclampsie comme étant l'enregistrement d'une pression artérielle systolique (PAS) supérieure ou égale à 140mmHg et une pression artérielle diastolique (PAD) supérieure ou égale à 90mmHg, à deux occasions séparées d'au moins 4 heures le tout associé à une protéinurie supérieure ou égale à 300mg /24h chez une femme gravide après la 20ème semaine d'aménorrhée [16]. Lorsqu'à ce tableau s'ajoutent les convulsions, ceci en absence d'une cause neurologique ou métabolique, on parle d'éclampsie [17]. Cette dernière situation se produit dans 0,2%-0,5% des accouchements aux états unis dont 75% en antépartum [18]. C'est par ailleurs la complication maternelle la plus retrouvée dans la prééclampsie par Kyebyene à l'hôpital central de Yaoundé (68,05%) [2].

Tableau I : Classification des maladies hypertensives en grossesse

Catégorie	Caractéristiques
Hypertension chronique	HTA diagnostiquée avant la grossesse, avant la 12^{e}semaine
Hypertension gravidique	HTA diagnostiquée après la 20e semaine
Prééclampsie	Développement d'une hypertension après la 20e semaine de gestation associée à une protéinurie (≥0,3g dans des urine de 24h ou ≥1+ à la BU dans 2 prélèvement d'urine) chez une femme préalablement normo tendue.
Prééclampsie surajoutée	Prééclampsie diagnostiquée chez une femme préalablement hypertendue

Source: National High Blood Pressure Education Program Working Group on High Blood Pressure in Pregnancy 2000 (16).

2.) Classification

La valeur de la PAD est la plus importante car permettant de classer la pathologie en deux entités : la preéclampsie légère (PAD comprise entre 90mmhg et strictement inférieure à 110mmhg) et la preéclampsie sévère (PAD supérieure ou égale à 110mmhg, protéinurie supérieure à 5g /24h) en plus de manifestations cliniques plus ou moins différentes que nous avons regroupées dans le tableau suivant II ci-après [17].

Tableau II : Signes cliniques de la prééclampsie.

Anomalie	Prééclampsie légère	Prééclampsie sévère
PAD	<110	≥ 110
Proteinurie	≤ 2+	≥ 3+
Céphalée	−	+
Trouble visuel	−	+
Epigastralgie	−	+
Oligurie	−	+
Créatinémie	→	↗
Thrombocytopénie	−	+
Œdème du poumon	−	+
Elévation des transaminases	−	+

Source: Current diagnostic and treatment in Obstetrics & gynecology [17].

3.) Epidémiologie

La prééclampsie affecte 870 000 femmes dans le monde [19]. Sa prévalence est de 6% - 10% des grossesses aux Etats-Unis [20], 4% - 6% au Royaume uni (soit 33 500 femmes par an)[19]. Au Cameroun on la retrouve dans 7,7% des grossesses, données de Leke et al en1987 [21].Elle est retrouvée dans une proportion de 45% parmi les maladies hypertensives en grossesse dans une étude réalisée aux Etats-Unis [22]. C'est un véritable drame obstétrical, la mortalité maternelle étant de l'ordre de 15,9 % aux Etats-Unis [10]. En France, la prééclampsie représente la 2ème cause de mortalité maternelle (12%) de 1996 à 2002 et la 1ère cause de mortalité maternelle à HGOPY (22,5%) de 2007 à 2010 [23,24].

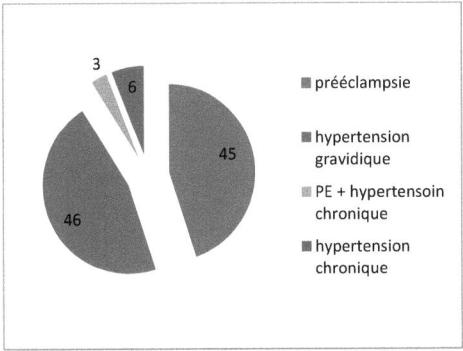

Figure 1 : Incidence et classification des maladies hypertensives en grossesses.
d'après Roberts [22]

4.) Facteurs de risque

Les facteurs de risque retrouvés dans la prééclampsie sont en général ceux de toutes les maladies hypertensives en grossesse [25], ce sont :

- L'âge : inférieur à 20 ans et supérieur à 35 ans.
- La race noire et les caucasiennes de type hispanique
- La nulliparité.
- Les grossesses multiples.
- Les môles hydatiformes.
- Les pathologies endocriniennes (Diabète sucré, dysthyroïdies).
- Les antécédents personnels et familiaux d'hypertension chronique.
- Histoire familiale de prééclampsie.
- Les néphropathies chroniques.
- Les collagénoses (maladie de Marfan, maladie d'Einlher danlos).
- Syndrome des anticorps anti phospholipides.

Il est à noter que si l'obésité joue un rôle prépondérant dans la survenue de la pathologie, le tabac semble en être un facteur protecteur [26].

Tableau III: Principaux facteurs de risque de prééclampsie.

Principaux facteurs de risque de PE.

Type de facteurs	Facteurs
Facteurs génétiques	Histoire familiale
Facteurs immunologiques	Nulliparité, primipaternité Changement de partenaire Sperm exposure courte Insémination avec donneur
Facteurs physiologiques	Âge maternel élevé Index pondéral élevé Origine ethnique Poids et terme de naissance de la femme
Pathologies maternelles	Obésité et insulinorésistance HTA chronique Maladie rénale chronique Thrombophilies
Facteurs environnementaux	Effet « protecteur » du tabac Altitude Stress, travail
Facteurs associés à la grossesse	Antécédent personnel de PE ou d'HTG Intervalle long entre deux grossesses Grossesse multiple Anomalies congénitales Anomalies chromosomiques Anasarque fœtale Môle hydatiforme Infection urinaire

5.) Ethiopathogénie [27]

La prééclampsie est inexistante spontanément en dehors de l'espèce humaine. Très tôt, il a été montré que le fait de créer une HTA chez l'animal gravide par un modèle du type sténose artérielle rénale ou de perfusion d'angiotensine ne conduisait à aucun autre symptôme de PE et à aucun retentissement fœtal. A l'inverse, la réalisation d'une ischémie utérine permet de reproduire tous les symptômes de la PE. Ce sont donc les modèles d'ischémie utéroplacentaire qui dominent le terrain expérimental sur le sujet et convergent vers une dysfonction endothéliale.

a) Pathologie du placenta

Aucun tableau clinique comparable à celui de la PE n'est observé en dehors de la grossesse. Le seul dénominateur commun est l'existence d'un placenta et de tissu trophoblastique.

C'une maladie particulière, absolument spécifique de l'état gravide, survenant sur des vaisseaux sains. Elle a son origine très précoce dans l'implantation et l'invasion trophoblastique, avec pour résultante une dysfonction placentaire et une ischémie. Son pronostic est plus menaçant, son expression phénotypique très diverse. C'est la prééclampsie dite placentaire.

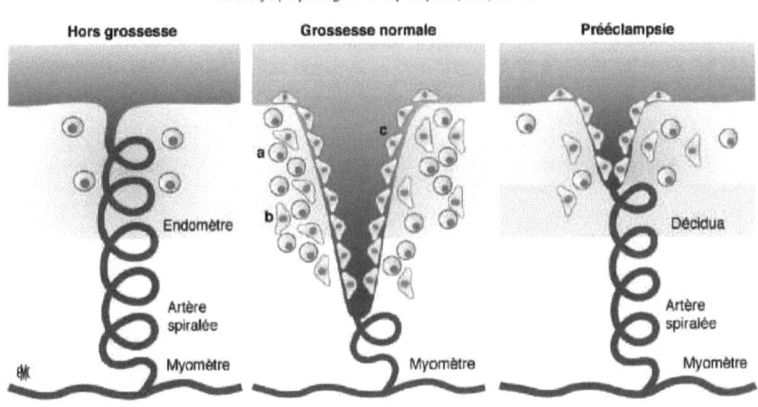

Figure 2: modifiée d'après Parham : Invasion trophoblastique et remodelage vasculaire dans la grossesse normale et la prééclampsie [27].

La prééclampsie « placentaire » est caractérisée par un défaut, très précoce, de l'invasion trophoblastique, auquel contribuent :
- une coopération défectueuse entre les cellules NK maternelles et le HLA-C fœtal ;
- une inhibition de l'angiogenèse ;
- des anticorps activant les récepteurs AT1 de l'angiotensine.

b) Pathologie hétérogène

La prééclampsie n'est pas une maladie de mécanisme univoque. L'une des idées dominantes consiste à distinguer une «PE maternelle» d'une «PE placentaire». Si les vaisseaux maternels sont pathologiques (HTA, anomalies vasculaires pré hypertensives, diabète), les ressources hémodynamiques maternelles n'ont pas la possibilité de s'accroître et d'assurer l'importante augmentation de débit requise par l'unité fœtoplacentaire en fin de grossesse. La conséquence en est une ischémie placentaire survenant à ce moment critique et créant les conditions d'une PE.

La voie finale commune conduisant au phénotype PE est l'ischémie placentaire. La PE maternelle est tardive, à terme ou presque, sans retard de croissance fœtale. Ses facteurs de risque sont essentiellement vasculaires. La morphologie placentaire est normale. La PE placentaire est au contraire précoce, associée à un retard de croissance, avec un placenta pathologique et une composante génétique marquée. C'est elle qui est le plus souvent objectivée par des anomalies du doppler utérin au deuxième trimestre.

c) Facteurs antiangiogéniques

La découverte récente de ces facteurs a représenté une avancée majeure dans la compréhension des mécanismes de la PE. D'une part, la placentation suppose une angiogenèse puissante. D'autre part, les facteurs angiogéniques ont une action systémique vasodilatatrice et stimulent la production endothéliale de prostacycline. Ils sont considérés comme essentiels à la vasodilatation. Durant la grossesse, VEGF (vascular endothelial growth factor) et PlGF (placenta growth factor) sont largement produits par le placenta et apparaissent à un taux élevé dans la circulation maternelle. Ils agissent tous deux en se liant à un récepteur membranaire dit Flt-1. Il existe une forme soluble de ce récepteur, dite sFlt-1. Ainsi, ce récepteur se lie aux ligands, mais empêche leur activité biologique. Normalement, sFlt-1 est présente durant toute la grossesse, et sa production augmente en fin de grossesse, constituant alors une sorte de frein physiologique à la croissance vasculaire placentaire. En cas de prééclampsie, le taux circulant de la sFlt-1 est largement augmenté et associé à un taux très bas de VEGF et de PlGF libres. La sFlt-1 est stimulée par l'hypoxie. Cette stimulation de sFlt-1 semble une propriété unique du cytotrophoblaste.

d) Anticorps anti-AT1

Des chercheurs ont montré que des femmes enceintes pré éclamptiques avaient des anticorps circulants capables d'activer le récepteur AT1 de l'angiotensine II. Ces anticorps apparaissent après la 20e semaine et disparaissent après l'accouchement, c'est-à-dire qu'ils sont à peu près synchrones des symptômes maternels. Ils créent une HTA, activent le facteur tissulaire, initiateur de la voie extrinsèque de l'hémostase, et le PAI-1. Ils inhibent la croissance placentaire. Ces anticorps sont associés à un défaut de la perfusion utérine plus encore qu'au pronostic clinique de la grossesse. Ils pourraient agir comme stimulus de la production de sFlt-1 par le trophoblaste.

e) Facteurs de risque

On y retrouve les facteurs très classiques que sont la primiparité, la gémellarité, l'obésité et l'hyperinsulinisme associé, ainsi que toutes les pathologies dégénératives vasculaires sous-jacentes (hypertension, diabète...). L'incidence fortement augmentée en cas de PE antérieure contredit la notion ancienne voulant que la PE, maladie de la primipare, ne récidive pas.

Le tabagisme apparaît comme un facteur «protecteur», inversement corrélé à la fréquence de la PE, dont la fréquence est réduite de 30 à 50 % chez les fumeuses.

f) Autres éléments favorisants

-Immunisation anti paternelle

La tolérance de la « greffe » fœtale nécessite une exposition préalable de la mère aux antigènes paternels. Cette immunisation se produit par contact des muqueuses maternelles avec le sperme. Le risque de PE est ainsi plus élevé en cas de conception précoce dans un couple récent qu'en cas de conception plus tardive dans un couple établi depuis plus longtemps.

En cas d'insémination artificielle, le risque de PE est plus élevé si le sperme provient d'un donneur étranger plutôt que du conjoint.

L'usage d'une contraception-barrière telle que les préservatifs serait aussi associé à une incidence accrue de prééclampsie.

-Génétique

Une certaine agrégation familiale des cas de PE est connue, et les études de cohorte suggèrent bien une transmission génétique. Ainsi, un antécédent familial de PE (mère ou sœur) majore le risque.

6.) Physiopathologie [28]

La prééclampsie est une pathologie spécifique de la grossesse, et s'arrête avec celle-ci. Si pendant plusieurs années on lui a attribué le nom de maladie des théories, le consensus est aujourd'hui trouvé autour du défaut d'invasion trophoblastique des artères spiralées aux 8ème et 16ème semaines d'aménorrhées.

Au cours des deux premiers trimestres de la grossesse, les trophoblastes extra villositaires s'individualisent à partir de la coquille trophoblastique qui délimite l'embryon peu après la nidation. Ces trophoblastes extra villeux sont divisés en: Trophoblastes interstitiels et Trophoblastes endovasculaires.

Les trophoblastes interstitiels, dès la 8ème semaine, colonisent toute la muqueuse utérine jusqu'au myomètre. On a un remaniement des artères spiralées auquel succède une différenciation en cellules poly nucléées: les cellules géantes du placenta. Au 2ème trimestre (16 semaine), on assiste à une invasion du 1/3 interne du myomètre, responsable d'un remaniement des segments myométriaux des artères spiralées. Seules les artères entourées de trophoblastes interstitiels montrent d'importantes altérations de leurs structures. Il s'ensuit des conséquences telles que:

- Les Œdèmes

- La disparition de l'endothélium

- La destruction de la tunique musculaire et des lames élastiques internes

- Le remplacement par un matériel fibreux et fibrinoïde.

Ces remaniements structuraux permettent à ces artères d'échapper aux mécanismes normaux du contrôle neurovasculaire et aux médiateurs locaux du tonus vasculaire (prostaglandines, endothélines, NO, ...).Ils assurent une augmentation importante du débit sanguin en direction du placenta.

Les trophoblastes endovasculaires se situent quant à eux au niveau de la coquille trophoblastique et recouvrent l'extrémité des artères spiralées. À ce niveau, les trophoblastes s'organisent en "bouchons" à partir desquels l'invasion trophoblastique intravasculaire va s'effectuer de façon rétrograde. Les trophoblastes vont ainsi remplacer l'endothélium vasculaire préalablement détruit par l'invasion des trophoblastes interstitiels. Au 1er trimestre, l'invasion trophoblastique endovasculaires affecte la quasi-totalité des artères spiralées de la caduque. Les artères utéro-placentaires sont obturées jusqu'à la 13ème semaine par les "bouchons trophoblastiques" faisant de la circulation placentaire du 1er trimestre une circulation plasmo-choriale et non hémo-choriale. Au 2ème trimestre, a lieu l'invasion trophoblastique endovasculaire des segments myométriaux des artères spiralées. Les trophoblastes remplacent partiellement l'endothélium vasculaire.

L'invasion trophoblastique interstitielle et endovasculaire est sous le contrôle de mécanismes complexes impliquant l'expression des intégrines et des cadhérines par les trophoblastes interstitiels. Dans la prééclampsie, l'insuffisance placentaire débute dès la fin du premier trimestre de la grossesse. Les lésions vasculaires placentaires se constituent dès la seizième semaine et précèdent largement le phénomène d'hypertension. L'absence d'invasion trophoblastique ou son déficit permet aux artères spiralées de garder une vasoconstriction réactionnelle aux hormones vasopressives et entraînent une insuffisance d'adaptation du débit sanguin avec comme conséquence une ischémie placentaire dont les répercussions en aval sont :

- Un retard de développement placentaire

- Un retard d'oxygénation

- Un retard de nutrition du fœtus

Ces retards sont responsables du retard de la croissance intra-utérin et l'hypoplacentose.

Les répercussions en aval (donc maternelles) sont nombreuses, notamment une activation placentaire, une souffrance vasculaire endothéliale, une activation localisée ou disséminée de la cascade de la coagulation, une diminution de la production de facteurs vasodilatateurs et une augmentation de la production de facteurs vasoconstricteurs. L'hypoxie placentaire est responsable d'une production accrue par les trophoblastes et les macrophages foeto-placentaires de TNF-alpha et d'interleukine-1. Ces deux cytokines sont capables d'entraîner l'activation et l'altération des cellules endothéliales. Le taux plasmatique de ces deux cytokines inflammatoires augmente et généralise la souffrance endothéliale et la micro angiopathie. Les lésions des cellules endothéliales entraînent une diminution de la production locale de NO (oxyde nitrique) et de prostacycline qui sont des vasodilatateurs. La souffrance endothéliale qui en résulte, conduit à une coagulation intravasculaire et une activation plaquettaire. L'activation plaquettaire favorise la libération de thromboxane et d'endothéline d'origine endothéliale. En augmentant la sensibilité vasculaire à l'angiotensine, ces deux facteurs favorisent la vasoconstriction qui élève les résistances vasculaires et explique l'hypertension. Les lésions endothéliales favorisent la libération du facteur de Willebrand et de la fibronectine qui sont des marqueurs précoces de la souffrance endothéliale. Le défaut d'invasion trophoblastique pourrait s'expliquer par des causes génétiques (familiales), immunologiques (primiparité), liées à un excès de masse placentaire (grossesse gémellaire) ou à des anomalies chromosomiques (grossesse molaire).

7.) Diagnostic [17,28]

La présentation clinique varie selon que l'on soit en présence de prééclampsie légère ou sévère. Effet en plus de la découverte d'une protéinurie supérieure à 300mg (soit 1+ sur la bandelette urinaire), avec une PAS supérieure ou égale à 140mmHg et une PAD supérieure ou égale à 90mmHg, on peut avoir :

- Les céphalées.
- Des troubles visuels (myodésopsies et phosphènes).
- Des acouphènes.
- Des épigastralgies (signe de Chaussier) qui correspondent à une augmentation brutale du volume hépatique dans sa capsule peu extensible.
- Des signes d'irritation pyramidale (réflexes ostéotendineux vifs, diffus et poly cinétiques).

A ces signes peuvent s'ajouter des œdèmes des membres inférieurs qui bien que très évocateurs ne peuvent constituer seuls un diagnostic de certitude.

8.) Paraclinique

Les éléments paracliniques sont le plus souvent utilisés à la recherche de complications, ainsi on peut demander comme examens biologiques :

- Une numération formule sanguine (NFS) à recherche d'une Thrombocytopénie.
- Urée et créatinine sanguine.
- Evaluation de la fonction hépatique : ASpartame Amino Transférase (ASAT), ALanine Amino Transférase (ALAT).
- Une uricémie.
- Un fond d'œil.

9.) Traitement [17]

Le traitement varie en fonction que l'on soit face à une prééclampsie légère ou sévère, mais également de l'âge gestationnel. Toutefois le seul et véritable traitement est l'accouchement et la délivrance placentaire.

1. Prééclampsie légère

Les femmes souffrant de prééclampsie légère sont souvent hospitalisées pour plus amples examens et le cas échéant l'accouchement. Si l'âge gestationnel est supérieur à 37 semaines et que l'examen cervical le permet, l'induction est entreprise. Si le score de bishop n'est pas favorable, on peut dans certains cas avoir une approche conservatrice qui consiste en : repos au lit, surveillance materno-fœtale régulière et stricte incluant la mesure de la pression artérielle maternelle, du poids, des réflexes, de la protéinurie et l'évaluation des autres symptômes. Des prélèvements sanguins sont effectués en vu d'évaluer la fonction hépatique, le lactate déshydrogénase, l'acide urique. L'accouchement est déclenché dans l'une ou plusieurs des situations suivantes :

- Dès que les paramètres cervicaux le permettent.
- Si on a une apparition d'anomalies dans la surveillance quotidienne ou si on note des signes d'aggravation de la prééclampsie.
- Si l'âge gestationnel est supérieur à 40 semaines de grossesse.

Lorsque l'âge gestationnel est inférieur à 37 semaines l'approche conservatrice est de mise (repos au lit, deux fois par semaine un examen fœto-maternel dont les axes ont été décrits plus haut.). Si on est avant la 32ème semaine, on procède à une maturation pulmonaire à base de corticoïdes. Dans le cas où la méthode conservatoire est entreprise, la surveillance échographique se fait toutes les 3 à 4 semaines. Le suivi peut aussi se faire à domicile, bien sûr si certaines conditions le permettent. Cette approche inclut le repos au lit, le décompte des mouvements actifs fœtaux (MAF), des visites bihebdomadaires au centre de santé en vue du contrôle de bien être fœtal.

2. La prééclampsie sévère

Pendant longtemps de nombreux auteurs se sont déchirés sur l'adoption d'une méthode interventionnelle ou conservatrice. Aujourd'hui par contre cela ne fait plus débat, le risque de perdre la mère et l'enfant étant trop grand, il est vivement recommandé de procéder à l'accouchement dans les plus brefs délais c'est à dire 24 heures quel que soit l'âge gestationnel. Cependant le contrôle de la pression artérielle est primordial. Sa valeur doit être maintenue en dessous de 160 mm Hg pour la systolique, et 105 mm Hg pour la diastolique, une baisse trop brutale exposerait à une diminution de la perfusion de l'espace villeux, compromettant ainsi le pronostic néonatal. Les antihypertenseurs utilisés sont :

-Les antihypertenseurs centraux : l'hydralazine : 5 à 10 mg en intraveineuse. Effets visibles dans les 10 à 20 minutes suivantes. La dose peut être répétée 20 à 30 minutes plus tard si nécessaire.

-Les bêtabloquants : Labetolol : 5 à 10 mg en intraveineuse lente. Dose à répéter 10 à 20 min plus tard.

-Les inhibiteurs calciques dihydropyridines : Nifédipine, Nicardipine : 10 à 20 mg per os. Dose à répéter après 20 à 30 minutes si nécessaire.

Les autres axes de prise en charge incluent :

- L'hospitalisation en un lieu calme, le nursing (pose d'une voie veineuse et d'une sonde urinaire à demeure, la protection de la langue étant aujourd'hui une pratique controversée).

- L'hydratation modérée (1cc /kg /heure).

- Eviter les convulsions à base du sulfate de magnésium. Plusieurs protocoles d'administration existent, celui de PRICHAART est le plus utilisé dans notre contexte. Il comprend une dosse de charge de 14mg répartis en 4mg en intraveineuse lente, 5mg dans chaque fesse en intramusculaire. La dose d'entretien soit 2,5mg par fesse en intramusculaire à répéter toutes les 4heures sans dépasser 24 heures. Son administration requiert une surveillance minutieuse de la fréquence respiratoire et du réflexe patellaire. L'overdose sera managée avec du gluconate de calcium à 10 %, 10ml.

NB :il est à noter qu'un décalage d'au moins une heure entre la dose de charge du sulfate de magnésium et l'antihypertenseur pour éviter un bloc neuromusculaire pouvant être fatal à la mère et potentialiser l'action toccolytique des 2 molécules.

- L'accouchement se fera par la voie la plus rapide ; dans les 24 heures pour la PE sévère et 12 heures en cas d'éclampsie.

10. Complications [29,30]

1. Complications aiguës
a) Éclampsie

C'est une crise convulsive tonico-clonique équivalente au grand mal épileptique évoluant en 4 phases. C'est une des complications graves de la prééclampsie, devenue de moins en moins fréquente. IL n'y a pas de signe neurologique de localisation à l'examen, la pression artérielle est élevée, la protéinurie est massive et l'oligurie franche. Le traitement est urgent, car le pronostic maternel et le pronostic fœtal sont en jeu d'ailleurs on considère qu'au niveau mondial, l'éclampsie est responsable annuellement de 50 000 décès maternels, en particulier dans les pays en voie de développement [30]. La guérison immédiate est habituelle, mais le pronostic est rapidement dominé par la récidive, voire l'évolution vers un grand mal éclamptique qui peut entraîner la mort. Le pronostic fœtal est sombre, car l'éclampsie est le plus souvent précédée d'une phase de souffrance fœtale chronique à laquelle se surajoutent les risques de la prématurité. Elle peut également survenir en suites de couches, d'où la nécessité de poursuivre la surveillance clinique plusieurs jours après l'accouchement.

Traitement :

-il se conçoit en réanimation ;

-il est fondé sur l'équilibre tensionnel, le remplissage vasculaire, un traitement anticonvulsivant base de benzodiazépine, de sulfate de magnésium et l'extraction fœtale.

b) **Complications vasculaires maternelles d'une poussée hypertensive brutale**
- Œdème aigu du poumon.

- Hémorragie cérébro-méningée.
- Insuffisance rénale aiguë

c) HELLP syndrome

Défini par l'association de plusieurs signes biologiques:
- Hémolyse (H) ;
- Elévation des enzymes hépatiques (EL = *elevated liver enzymes*) ;
- Thrombopénie (LP = *low platelet count*).

Il s'agit d'une micro angiopathie thrombotique spécifique à la grossesse présentant des risques maternels et fœtaux et volontiers associés à des complications cliniques aiguës :
- prééclampsie ;
- hématome rétro placentaire.

d) Hématome rétro placentaire ou décollement prématuré d'un placenta normalement inséré

Il survient dans 50 % des cas en association avec une HTA.

e) Complications fœtales

- Les anomalies du rythme cardiaque fœtal, comme un aplatissement du rythme ou des ralentissements pathologiques. Ils imposent souvent l'extraction en urgence.
- La mort fœtale *in utero*.
- La souffrance fœtale chronique, responsable d'hypotrophie, avec souffrance fœtale aiguë surajoutée (ANN).

2. Complications chroniques

a) Maternelles

- Persistance d'une pathologie vasculo-rénale ou hypertensive lors d'un bilan pratiqué à six mois post-partum.
- Survenue d'une HTA lors d'une grossesse ultérieure, habituellement plus tardive et moins grave.

-Survenue, parfois plusieurs années plus tard, d'une HTA essentielle (statistiquement plus fréquente chez les patientes qui ont fait une prééclampsie).

b) Fœtales

Souffrance fœtale chronique :
- hauteur utérine plus basse que ne le voudrait le terme.
- Retard de croissance intra utérin (RCIU).
- anomalies au Rythme cardiaque fœtale.
- anomalies au Doppler.
- souffrance fœtale chronique précoce ou chronique tardive.

Prématurité :
- elle s'ajoute souvent à la souffrance fœtale, rendant le pronostic fœtal encore plus mauvais.

METHODOLGIE

Méthodologie

1. Type d'étude

Il s'agissait d'une étude cas-témoin.

2. Lieu d'étude

L'étude s'est déroulée au sein du service de gynécologie et d'obstétrique de l'Hôpital Gynéco-Obstétrique et Pédiatrique de Yaoundé et à la maternité principale de l'Hôpital Central de Yaoundé.

L'Hôpital Gynéco-Obstétrique et Pédiatrique de Yaoundé, situé au quartier Ngousso dans le Vème arrondissement de Yaoundé, est un établissement sanitaire de référence spécialement dédié à la mère et l'enfant. Il comprend au sein de son service de gynécologie et d'obstétrique, une maternité et 9 salles d'hospitalisation. La maternité est constituée d'une salle de travail et 2 salles d'accouchement. Elle est directement reliée au bloc opératoire et au service de néonatalogie. L'on y réalise en moyenne 250 accouchements par mois, soit 3000 par an

L'Hôpital Central de Yaoundé, créé en 1933 est la plus vieille institution de santé de la capitale politique du Cameroun. Situé au centre ville, dans l'arrondissement de Yaoundé IIème, il abrite en son sein, une maternité subdivisée en deux services avec une capacité totale de 62 lits. Cette maternité dispose également de deux salles de travail et trois salles d'accouchements.

Le personnel dans ces deux formations sanitaires, est formé de gynécologues-obstétriciens chevronnés et d'infirmiers. Ces hôpitaux qui assurent également une fonction universitaire, accueillent au cours de l'année, de nombreux étudiants en médecine et médecins résidents dans leur divers stage.

3. Durée de l'étude

Notre travail s'est étalé sur **5** mois soit, du 1er novembre 2013 au 31mars 2014.

4. Population d'étude

La réalisation de notre travail a nécessité le recrutement des nouveau-nés issus de grossesse avec prééclampsie immédiatement après leur naissance ou expulsion à la maternité. Mais face aux limites contextuelles nous avons dû élaborer des conditions nous permettant d'avoir les meilleurs résultats possibles.

- **CRITERES D'INCLUSION**

Etaient inclus dans notre étude :

- Les nouveaux nés dont la mère avait un âge gestationnel au-delà de la 20ème semaine d'aménorrhée, étaient admises en salle de travail avec une PAS≥ 140mmhg et une PAD≥ 90mmhg, une protéinurie au moins supérieure à 300mg /24 heures ou ≥1+ à la bandelette urinaire, et qui acceptaient de participer à l'étude.

- **CRITERES D'EXCLUSION**

Etaient exclus de notre étude :

-Les nouveau-nés dont la mère avait une prééclampsie/éclampsie du post-partum.

-Tous enfants dont la mère avait refusé de participer à l'étude.

5. Echantillonnage

a) Techniques d'échantillonnage

Nous avons procédé à un échantillonnage consécutif au cours de notre période de recrutement.

b) Taille de l'échantillon

Nous avons déterminé la taille minimale de chaque groupe en utilisant la formule suivante :

$$n > \frac{F[p_1(1-p_1) + p_2(1-p_2)]}{d^2}$$

Où :

F=3,84

P1= Fréquence dans le groupe cas

P2= Fréquence dans le groupe témoin

d= Précision (5%=0,05)

En prenant comme valeur de la mortalité fœtale dans la prééclampsie celle retrouvée par Kyebyene, c'est-à-dire 23,81% [2] et considérant la prévalance de la prééclampsie 7,7% nous obtenons les valeurs suivantes après développement de la dite formule:

$n > 2fp_1/d^2$ où $P_1 = 0,0184$

En application numérique, nous avons une taille minimale de **53 nouveau-nés** par groupe.

Nous avons recruté un total de **110** nouveau-nés; soit **55 cas** et **55 témoins**.

6. Matériel

Nous avons eu recours au matériel bureautique (rame de papier, stylo à bille etc....), à un questionnaire préétablie, un sphygmomanomètre, un stéthoscope, un mètre ruban, des bandelettes urinaires et un ordinateur. Nous avons également eu recours à certains matériels du service notamment le pèse-bébé.

7. Procédure

a) Définition opérationnelle des variables

Les variables étudiées étaient :

- L'âge de la parturiente (en années).

- Le statut matrimonial (célibataire, mariée, divorcée et veuve).

- Le revenu mensuel, évalué en fonction que la femme ait un revenu mensuel régulier ou non.

- L'âge gestationnel (en semaines et jours).

- Les antécédents gynéco-obstétriques : parité et gestité, antécédents de prééclampsie.

- Les antécédents médicaux : hypertension chronique, obésité, dysthyroïdies, néphropathie.

- Les antécédents chirurgicaux.

- Les antécédants familiaux d'hypertension, de prééclampsie/éclampsie.

- Les antécédents Immuno-allergiques et toxicologiques : tabac, alcool ou allergies.

- Le suivi de la grossesse était évalué en fonction du nombre minimal requis par l'OMS de CPN, d'examens biologiques et morphologiques relatifs à l'âge gestationnel. Il était ensuite classé en bonne, moyenne et mauvaise qualité.

L'enquête des systèmes notait certains symptômes tels que : les céphalées, les acouphènes, les épigastralgies et surtout les convulsions.

- L'examen physique recueillait: la PAD, la PAS, l'existence d'œdèmes, la mesure de la hauteur utérine. En plus, nous avions :

- Les résultats de la bandelette urinaire (protéinurie en nombre de croix lu).

- Dans le rapport de l'accouchement on cherchait :

La voie d'accouchement (haute ou basse).

L'état à la naissance (vivant ou mort).

Le score d'APGAR à la 1ère et 5ème minute.

Le sexe

Le poids de naissance (en grammes).

La taille (en centimètres).

Le périmètre crânien (en centimètres).

Le transfert en néonatalogie.

b) Déroulement de l'étude

Pour mener à bien notre étude, nous avons rédigé un protocole de thèse que nous avons soumis à l'appréciation de nos encadreurs. Nous avons fait la demande d'une clairance éthique auprès du comité institutionnel d'éthique de la FMSB. Nous avons également requis l'autorisation des directeurs de l'Hôpital Gynéco-Obstétrique et Pédiatrique et de l'Hôpital Central de Yaoundé.

L'étude s'est déroulée à la maternité de l'HGOPY et de l'HCY pendant la période allant du 1er novembre 2013 au 31 mars 2014. Toutes fois qu'une femme admise en salle de travail ou d'accouchement, elle bénéficiait d'un examen physique complet. La PAS et la PA, prises avec les méthodes de l'EHS/ECS, étaient notées. Lorsque la tension artérielle était supérieure ou égale à 140/90 mm Hg, nous procédions à la recherche d'une protéinurie à l'aide d'une bandelette urinaire. Les femmes étaient ensuite informées du but de l'étude et nous accordaient de façon écrite leur autorisation en signant la fiche de consentement éclairé. Les données recueillies à l'interrogatoire, l'examen physique et celles du rapport d'accouchement étaient reportées sur des fiches techniques dûment anonymées.

La protéinurie était considérée comme positive lorsque la lecture de la bandelette révélait au moins 1+. Tout âge gestationnel strictement inférieur à 37ème semaine d'aménorrhée était pris comme prématuré. La pression artérielle prise à l'aide d'un sphygmomanomètre était exprimée en mm hg. Nous avons également défini le petit poids de naissance comme étant inférieur à 2500g. La taille et le périmètre crânien étaient exprimés en centimètres (cm).

Définition du groupe cas

Les nouveau-nés appartenant au groupe cas remplissaient au moins l'une des complications suivantes

- Mort Fœtale In Utero.

- Retard de Croissance Inta Utérin (poids de naissance strictement inférieur à 2500g pour les nouveaux nés à terme et déterminé d'après une échographie pour les prématurés)

- Prématurité (âge gestationnel inférieur à 34e semaines).

- Asphyxie néonatale (score d'Apgar inférieur à 7 à la 5e minute).

Définition du groupe témoins

Regroupait tous les nouveau-nés ne présentant aucunes des complications sus citées.

c) **Méthodes de recueillement des données anthropométriques**

- Le poids :
Un pèse-bébé gradué à 0.1kg et préalablement taré avant chaque pesée était utilisé. Les nouveaux nés, nus étaient allongés dessus et la valeur lue était notée.
- La taille et périmètre crânien :
Mesurés à l'aide d'un mètre ruban gradué en cm. Ceci sur une table d'examen sous radiante allumée.

8. Gestion et analyse des données

Les données étaient reportées sur des fiches, et les résultats soumis au test Khi-deux. Nous avons procédé à une analyse bi variée et multi variée. Les Rapports de côtes (Odds ratio) étaient calculés avec un intervalle de confiance à 95%. Le seuil de significativité statistique était de $P<0.05$. L'analyse statistique a été faite à partir des logiciels Epi Info ™ 3.4.5 2012, Microsoft Office Excel ™ 2007 et Graph Pad ™ prism 5.

9. Expression et dissémination des résultats

Les résultats de notre travail étaient présentés sous forme littérale et de tableaux. Ils seront ensuite diffusés lors d'une soutenance publique présidée par un jury d'enseignants de la Faculté de Médecine et des Sciences Biomédicales de l'Université de Yaoundé I. Le document final s'il reçoit l'approbation du jury, sera après correction, mis à la disposition du ministère de la santé publique et de la communauté scientifique via la bibliothèque de la FMSB et son site internet.

10. Considérations éthiques

Le clairance éthique du comité institutionnel de la Faculté de Médecine et des Sciences Biomédicales a été obtenue ainsi que les approbations des autorités administratives de l'Hôpital Gynéco-Obstétrique et Pédiatrique et de l'Hôpital Central de Yaoundé.

Le but de l'étude était clairement exposé aux mères des nouveau-nés afin qu'elles puissent donner leur consentement. Une fiche de consentement éclairé a été établie à cet effet, les personnes inconscientes (dans le coma) étaient représentées par qui de droit. Les parturientes (ou leurs représentants) qui ne consentaient pas à participer n'ont subi aucune discrimination vis-à-vis de la prise en charge.

Les résultats ont été traités confidentiellement. A cet effet aucune donnée directement ou indirectement nominative n'a été transmise à quiconque. Seules les données anonymes et résumées ont été communiquées dans le cadre des analyses statistiques ou pour tout autre besoin.

RESULTATS

Au cours de notre étude, nous avons recruté **110** nouveaux nés, vus et évalués immédiatement à la naissance. Nous avons enregistré **90** naissances sur terrain de prééclampsie à l'Hôpital Central de Yaoundé et **20** à l'Hôpital Gynéco-Obstétrique et Pédiatrique de Yaoundé. Les éléments de morbimortalités retrouvés dans notre étude étaient : la prématurité (**n=51** ; **46,6%**), la Mort Fœtale In Utéro (**n=27** ; **25,5%**), le Retard de Croissance In Utero (**n=18** ; **16,4%**) l'asphyxie néonatale (n= **6** ; **6,3%**).

Caractéristiques sociodémographiques

1. Répartition par âge

L'âge des participantes variait entre **15** ans et **43** ans avec une moyenne de **27,1** ans dont près de **25 %** avaient au plus **22** ans. Dans chaque groupe, la majorité des femmes appartenaient la tranche] 20-35] (respectivement **70,9%** et **63,6%**).

Tableau IV : Comparaison par tranches d'âge des groupes cas et témoins.

	Cas		Témoins			
	n	%	n	%	OR (IC à 95%)	P-value
Age						
[15-20]	9	16,4	10	18,2	1,6(0,9-7,3)	0,2
] 20-35]	39	70,9	35	63,6	0,6(0,3-1,2)	0,1
] 35-45]	7	12,7	10	18,2	1,2(0,04-3,5)	0,5
Total	55	100	55	100	/	/

2. Répartition par revenu

Les femmes sans revenu mensuel régulier étaient les plus représentées dans les deux groupes, valant jusqu'à **78,2%** le groupe cas.

Tableau V: Comparaison par revenu des groupes cas et témoins.

	Cas		Témoins			
	n	%	n	%	OR (IC à 95%)	P-value
Avec revenu	12	21,8	15	27,3	0,7(0,3-0,8)	0,3
Sans revenu	43	78,2	40	72,7	1,4(0,6-3,2)	0,3
Total	55	100	55	100	/	/

3. Répartition par niveau d'étude

Le niveau scolaire le plus fréquemment rencontré était le secondaire (61,8% de l'effectif total) et ce en presque égales proportions dans les deux groupes (n=31 et n=37).

Tableau VI: Comparaison par niveaux d'études des groupes cas et témoins.

	Cas		Témoins			
	n	%	n	%	OR (IC à 95%)	P-value
Niveau scolaire						
Primaire	16	29,1	11	20	1,6(0,7-3,9)	0,2
Secondaire	31	56,4	37	67,3	0,6(0,3-1,4)	0,3
Universitaire	8	14,5	7	12,7	1,2(0,4-3,5)	0,5
Total	55	100	55	100	/	/

4. Situation matrimoniale

Dans les deux groupes le célibat était la situation matrimoniale la plus retrouvée, et ce en égales proportions (**74,5%**).

Tableau VII : Comparaison des statuts matrimoniaux des groupes cas et témoins.

	Cas		Témoins			
	n	%	n	%	OR (IC à 95%)	P-value
Situation matrimoniale						
Célibataire	41	74,5	41	74,5	1(0,4-2,4)	0,5
Mariée	14	25,5	14	25,5	1(0,4-2,4)	0,5
Total	55	100	55	100	/	/

Caractéristiques cliniques

5. Parité des participantes

Les enfants dont les mères étaient des multipares (69,1% et 47,3%) respectivement chez les cas et témoins, avaient **2,4** fois plus de chance d'avoir un mauvais pronostic et cette valeur était significative (**OR=2,4** ; **IC= [1,1-5,4]** ; **P=0,02**).

Tableau VIII: Comparaison de la parité dans les groupes cas et témoins.

	Cas		Témoins			
	n	%	n	%	OR (IC à 95%)	P-value
Parité						
Multipares	38	69,1	25	47,3	**2,4(1,1-5,4)**	**0,02**
Primipares	17	30,9	30	52,7	**0,4(0,2-0,9)**	**0,02**
Total	55	100	55	100	/	/

6. Antécédents obstétricaux

La prééclampsie antérieure était l'antécédant obstétrique le plus fréquent dans les deux groupes, avec notamment 23,6% chez le groupe cas et 5,5% dans le groupe témoin. Par ailleurs lorsque cet antécédent est retrouvé, l'enfant est **5,4** fois plus susceptible d'avoir un pronostic sombre (**OR=5,4 ; IC= [1,4-20,1] ; P=0,006**).

Les autres antécédents à savoir les grossesses multiples (n=**3** et n=**0** occurrences chez les cas et les témoins) et les moles hydatiformes (**0** pour chaque groupe) ne permettant pas de conclure par rapport à notre taille d'échantillon.

Tableau IX : Comparaison des antécédents de prééclampsie dans les groupes cas et témoins.

	Cas		Témoins			
	n	%	n	%	OR (IC à 95%)	P-value
Prééclampsie						
Oui	13	23,6 4	3	5,5	5,4(1,4-20,1)	0,006
Non	42	76,36	52	94,55	0,2(0,05-7,7)	0,006
Total	55	100	55	100	/	/

7. Antécédents médicaux

Peu de femmes étaient connues hypertendues chroniques dans les deux groupes (respectivement n=**4** et n=**1**).Nous n'avons eu qu'**une** seule femme ayant une néphropathie chronique.

Bien que multipliant la probabilité d'avoir un mauvais pronostic, cette valeur n'était pas significative dans notre étude (OR=4,2 ; IC= [0,5-39,2] ; P=0,2).

Tableau X: Comparaison des antécédents d'hypertension artérielle dans les groupes cas et témoins.

	Cas		Témoins			
	n	%	n	%	OR (IC à 95%)	P-value
HTA chronique						
Oui	4	7,3	1	1,8	4,2(0,4-39,1)	0,2
Non	51	92,7	54	98,2	0,2(0.03-2,2)	0,2
Total	55	100	55	100	/	/

8. Antécédents Toxicologiques et Immunologiques

Dans notre étude, seul **1** nouveau-né appartenant au groupe témoin avait une maman fumeuse active. Les enfants dont la mère consommait de l'alcool, représentaient **14,8%** parmi les cas et **20,0%** parmi les témoins. Les cas d'allergie retrouvés étaient principalement celles aux béta-lactamines et à la quinine. Dans notre étude le fait de consommer de l'alcool ou d'avoir une allergie semble être un phénomène protecteur (respectivement OR=0,7.P=0,5 et OR=0,8 .P=0,8) bien que pas significatif pour une population générale.

Tableau XI: Comparaison des antécédents de consommation d'alcool et d'allergie dans les groupes cas et témoins.

	Cas		Témoins		OR (IC à 95%)	P-value
	n	%	n	%		
Alcool						
Oui	8	14,5	11	20,0	0,7 (0.25-1,89)	0,5
Non	47	85,5	44	80,0	1,5 (0,54-3,99)	0,5
Total	55	100	55	100	/	/
Allergie						
Oui	6	10,9	7	12,7	0,8 (0,3 -2,7)	0,8
Non	49	89,1	48	87,3	1,2 (0,4 -3,8)	0,8
Total	55	100	55	100	/	/

9. Antécédents familiaux

69,1% des enfants du groupe cas avaient une mère dont au moins un parent du 1er degré était hypertendu, tandis que dans l'autre groupe seuls 27,7% étaient dans la même situation. L'antécédent familial de prééclampsie se retrouvait quant à lui chez 12,7% et 7,3% respectivement dans les groupes cas et témoin.

L'hypertension artérielle familiale multipliait par **4,2** le nombre de chances d'un enfant d'avoir une complication (**OR=4,2. IC= [1,9-9,4]** P=**0,0003**), tandis que la notion d'une prééclampsie familiale elle multipliait cette éventualité par **1,8** mais avec une significativité moindre (OR= 1,8 ; IC= [0,5-6,7] ; P= 0,4).

Tableau XII : Comparaison des antécédents familiaux d'hypertension artérielle et de prééclampsie dans les groupes cas et témoins.

	Cas		Témoins			
	n	%	n	%	OR (IC à 95%)	P-value
HTA familiale						
Oui	38	69,1	19	34,55	**4,23(1,91-9,40)**	**0,0003**
Non	17	31,9	36	65,45	**0,24(0,11-0,53)**	**0,0003**
Total	55	100	55	100	/	/
PE familiale						
Oui	7	12,7	4	7,3	1,82(0,50-6,65)	0,37
Non	48	81,3	51	92,7	0,54(0,15-1,96)	0,37
Total	55	100	55	100	/	/

10. Suivi de la grossesse

Le suivi de la grossesse était bon dans les deux groupes. Seules **4** grossesses dans le groupe cas et **5** grossesses dans le group témoin avaient un mauvais suivi. Ce suivi, à cause de la subjectivité de son évaluation ne montrait pas de corrélation significative par rapport au pronostic.

Tableau XIII: Comparaison du suivi de la grossesse dans les groupes cas et témoins.

	Cas		Témoins			
	n	%	n	%	OR (IC à 95%)	P-value
Bon	49	89,1	47	85,5	réf	/
Moyen	2	3,6	3	5,4	0,6(0,1-3,4)	0,7
mauvais	4	7,4	5	9,1	0,7(0,2-3,0)	0,7
Total	55	100	55	100	/	/

11. Eclampsie

L'éclampsie avait un impact non négligeable sur le devenir des fœtus. Bien que non significative sur un plan général, l'éclampsie multipliait par environs 2 deux les chances d'appartenir au groupe cas (OR=2,0 ; IC= [0,8-5,2] ; P=0,1).

Tableau XIV: Comparaison de la survenue d'une éclampsie dans les groupes cas et témoins.

	Cas		Témoins			
	n	%	n	%	OR (IC à 95%)	P-value
Eclampsie						
Oui	14	25,5	8	14,5	2, (0,8-5,2)	0,1
Non	41	74,5	47	85,5	0,5(0,2-1,3)	0,1
Total	55	100	55	100	/	/

12. Type de prééclampsie

La prééclampsie sévère était fortement représentée (**58,2%**) dans le groupe cas. Par contre dans le groupe témoin, la prééclampsie légère dominait le tableau avec **78,2%**. Les enfants dont la mère avait une prééclampsie sévères voyaient leur probabilité de mauvais pronostic multipliée par presque 3 par rapport à ceux dont la mère avait une prééclampsie légère (**OR= 2,8 ; IC= [1,3-6,2] ; P=0,006**).

Tableau XV: Comparaison du type de prééclampsie dans les groupes cas et témoins.

	Cas		Témoins			
	n	%	n	%	OR (IC à 95%)	P-value
PE sévère	36	65,5	22	40	2,8(1,3-6,2)	0,006
PE légère	19	34,5	33	60	0,4(0,2-0,8)	0,006
Total	55	100	55	100	/	/

13. Valeur de la protéinurie

La valeur de la protéinurie variait de 1+ (≤300mg/24h) à 3+ (≤5g/24h). Notre étude montre que pour une valeur de 1+ou 2+, les nouveau-nés étaient protégés (OR=0,9 ; IC= [0,4-2,0] ; P=0,5 et OR= 0,8 ; IC= [0,4-1,7] ; P= 0,6) toutefois, ces résultats n'étaient pas significatifs.

Tableau XVI : Comparaison de la valeur de la protéinurie dans les groupes cas et témoins.

Nombre de croix	Cas n	%	Témoins n	%	OR (IC à 95%)	P-value
1+	32	58,2	33	60,0	0,9(0,4-2,0)	0,5
2+	18	32,7	21	38,2	0,8(0,4-1,7)	0,6
3+	5	9,1	1	1,8	5,4(0,6-47,8)	0,1
Total	55	100	55	100	/	/

14. Grossesses multiples

Les nouveau-nés issus de grossesses gémellaires occupaient une proportion de 25,5% des accouchements parmi les cas, tandis que leur proportion était de 7,3% dans l'autre groupe. La gémellité multipliait significativement le mauvais pronostic des fœtus (**OR=4,4 ; IC= [1,3-14,2] ; P= 0,0092**)

Tableau XVII: Comparaison des grossesses multiples dans les groupes cas et témoins.

	Cas		Témoins			
	n	%	n	%	OR (IC à 95%)	P-value
Grossesses mult.						
Oui	14	25,5	4	7,3	4,4(1,3-14,2)	**0,0092**
Non	41	74,5	51	92,7	0,2(0,1-0,7)	**0,0092**
Total	55	100	55	100	/	/

Caractéristiques fœtales et de l'accouchement

15. Répartition par sexe

Le sexe masculin était le plus fréquent (n=59 ; 53,6%). Il semblait être un facteur de protection (OR=0,8 ; IC=0,3-1,2), bien que cela ne soit pas significatif (P=0,4).

Tableau XVIII: Comparaison du sexe dans les groupes cas et témoins.

	Cas		Témoins			
	n	%	n	%	OR (IC à 95%)	P-value
Sexe						
Garçons	28	50,9	31	56,36	0,8(0,4-1,2)	0,4
Filles	27	49,1	24	43,64	1,2(0,01-7,0)	0,4
Total	55	100	55	100		

16. Voie d'accouchement

La voie basse était la plus utilisée dans notre étude, et ce indépendamment du groupe. Elle l'a été dans 60% pour les cas et 50,9% pour les témoins. Bien que non significative pour cette variable, notre étude semble montrer que la voie basse était associée à une probabilité positive de mauvais pronostic (OR= 1,5 ; IC= [0,7-3,1] ; P= 0,4).

Tableau XIX: Comparaison des voies d'expulsion dans les groupes cas et témoins.

	Cas		Témoins			
	n	%	n	%	OR (IC à 95%)	P-value
Voie d'accouchement						
Haute	22	40	27	49,1	0,7(0,3-1,5)	0,5
Basse	33	60	28	50,9	1,5(0,7-3,1)	0,5
Total	55	100	55	100		

Facteurs de risque des complications fœtales dans la prééclampsie sans régression logistique.

Les variables significatives étaient candidates pour le modèle de régression logistique. Ces variables ont été regroupées dans le tableau suivant :

Tableau XX: Facteurs de risque des complications fœtales sans régression logistique.

Variables	OR	IC (à 95%)	P-value
Multipares	2,4	1,1-5,4	0,020
Antécédent de prééclampsie	5,4	1,4-20,1	0,006
Antécédent familiale d'HTA	4,4	1,9-9,4	0,003
Prééclampsie sévère	4,9	2,2-11,5	0,002
Grossesse multiple	4,4	1,3-14,2	0,009

Facteurs de risque des complications fœtales dans la prééclampsie avec régression logistique.

L'analyse avec régression logistique a permis d'éliminer les facteurs de confusion et d'identifier trois (03) facteurs de risque de mauvais pronostic dans la prééclampsie :

- Une histoire familiale d'HTA chronique chez au moins un des grands-parents (**OR=4,4; IC= [1,6-11,7] ; P=0,003**).
- Une prééclampsie sévère (PAD≥110 mm Hg) multipliait le risque d'un mauvais pronostic fœtal par **4,2** (**OR=4,2 ; IC= [1,6-10,9] ; P=0.003**).
- Les nouveau-nés issus de grossesses multiples avaient **8** fois plus de chances d'avoir un mauvais pronostic (**OR=8,2 ; IC= [2,0-33,1] ; P=0,003**).

Tableau XXI : Facteurs de risque des complications fœtales avec régression logistique.

Variables	OR	IC (à 95%)	P-value
Multipares	1,0	0,4-2,8	0,06
Antécédent de PE	4,0	0,9-17,7	0,06
Antécédent d'HTA familiale	**4,3**	**1,6-11,6**	**0,003**
Prééclampsie sévère	**4,24**	**1,6-10,9**	**0,003**
Grossesse multiple	**8,2**	**2,0-33,2**	**0,003**

Discussion

1.1.1 Discussion

De nombreuses études ont été menées sur l'impact qu'a la prééclampsie sur le devenir fœtal. La prééclampsie considérée seule, est associée à 7%-20% des retard de croissance intra utérin et 2%-5% des morts fœtales intra-utérines [31,32].Mais ces études avaient pour population cible soit la population générale, soit un groupe de femmes saines et un groupe de femmes pré éclamptiques. Notre étude, elle a essayé d'établir les rapports de côtes entre certains facteurs de risque de survenu de la prééclampsie et le pronostic de la grossesse uniquement chez les femmes prééclamptiques. Pour ce faire nous avons au cours d'une étude cas-témoin à la recherche de caractéristiques sociodémographiques, cliniques et obstétricales comparé deux groupes de nouveau-nés tous nés de mères pré éclamptiques et qui répondaient aux critères d'inclusion. Les éléments du pronostic étaient fonction des complications fœtales les plus retrouvées dans la littérature internationale. Ce sont, la prématurité, le retard de croissance intra utérin, l'Asphyxie néonatale et la mort fœtale in utéro. (Respectivement **46,4%, 16,4 %, 6,3 %, 25,5** % dans notre étude).

A terme nous avons obtenu trois résultats significatifs, tous cliniques :

- Une histoire familiale d'hypertension artérielle chronique chez au moins un des parents de la parturiente (**OR=4,4 ; IC= [1,6-11,7] ; P=0,003**).
- Une prééclampsie sévère (PAD≥110 mm Hg). **OR=4,2 ; IC= [1,6-10,9] ; P=0.003**.

- Les grossesses multiples (**OR=8,2 ; IC= [2,0-33,1] ; P=0,003**).

Les antécédents familiaux du premier degré, étaient retrouvés à **69,1%** dans notre groupe des cas, par contre Bah et *al*. au Sénégal l'estiment à **32,74%** [33]. Ness Roberta et *al* montrent qu'ils multiplient pratiquement par 2 les chances de faires une prééclampsie [34]. Plus spécifiquement lorsque l'antécédent concerne la mère de la parturiente ce rapport de côtes va jusqu'à **3,7** (OR=3,7 ; 1,6-8,1 à 95%) [35]. Fort de ce qui précède et de nos résultats nous pouvons penser que si l' HTA familiale multiplie ainsi le risque de survenu d'une prééclampsie, il pourrait jouer un rôle prépondérant dans la survenue de complications fœtales.

Les grossesses multiples sont des facteurs de risque de la prééclampsie. Elles multiplient par **5,3** la survenu d'une prééclampsie en Inde [36] et plus proche de nous au Sénégal, les primigestes avec grossesse multiple font **2,5** fois plus de Prééclampsie [33]. Dans notre échantillon il y avait **14** nouveau-nés issus de grossesses gémellaires dans le groupe cas, soit **25,5%**. Il existe au moins deux facteurs de mauvais pronostic fortement corrélés aux grossesses multiples:

- La prématurité. Près de 50% des accouchements gémellaires avant la 37e de grossesse [37], dont selles entre la 26e et la 30e semaine sont 10 fois plus élevé que dans les grossesses unifoetales [38]. Nous avons quant à nous trouvé que 10 nouveau-nés sur 18 au total issus de grossesses gémellaires était prématurés, soit **55,6%**. Shilpa et *al* constatent que les grossesses multiples sont responsables de **12,2%** de toutes les naissances prématurés et de près de **15,4%** de décès néonataux [39].
- Le retard de croissance intra-utérin est l'un des facteurs de morbimortalités les plus incriminés dans les grossesses gémellaires [40]. Il serait dû entre autres facteurs à une diminution de la perfusion utéro fœtale. Ce qu'aggrave lorsqu'elle est présente la survenue d'une prééclampsie.

Nous pouvons déduire des ces trouvailles la pertinence du résultat que nous avons trouvé qui montre que les nouveau-nés ayant une association de ces deux entités (prééclampsie et grossesse multiple) ont une forte probabilité d'avoir des complications à la naissance.

Une prééclampsie sévère influe sur le devenir de la grossesse actuelle et celui des grossesses futures. Les femmes avec une prééclampsie sévère auront **5,4** fois plus de chances de faire une prééclampsie ultérieure que celles avec prééclampsie légère [41].Au cours de notre étude nous avons retrouvé **65,45%** de prééclampsie sévère dans le groupe cas contre **40%** dans l'autre groupe. Nguga au Congo retrouve une association statistiquement significative entre une prééclampsie sévère et l'asphyxie néonatale [42]. Cela peut s'expliquer par les multiples réactions et autres phénomènes biochimiques qui accompagnent ses mécanismes de survenue [43]. Nos résultats à propos de l'effet néfaste de la prééclampsie sévère sur le fœtus sont en adéquation avec ceux de Simpson L. et *al* qui affirment que la prééclampsie sévère serait associé à **21** pour **1000** décès périnataux contre **9** pour **1000** dans la prééclampsie légère [44]. Cnattinguis S. et *al* corroborent nos résultats en soulignant que la prééclampsie sévère augmente de façon significative le taux de retard de croissance intra-utérin par rapport à la prééclampsie légère [45].

Il est important de noter que les facteurs sociodémographiques que nous avons étudiés n'avaient aucune valeur statistique nous permettant de conclure. L'antécédent de prééclampsie antérieure (OR=**5,36** ; **IC=1,43-20,07** ; **P= 0,006**) à quant à lui été éliminé après régression statistique. Serait ce à cause de notre taille d'échantillon où d'autres paramètres ? Cela nous amène à poser le problème des limites de notre étude.

Limites de l'étude

Les résultats que avons trouvés bien que très évocateurs peuvent être biaisés par divers facteurs tant humain que matériel. Ainsi, nous ne pouvions pas faute de moyens financiers analyser des caractéristiques biochimiques chez le nouveau-né telles que le Ph, l'uricémie maternelle, ainsi que doser des enzymes retrouvées en cas de stress oxydatif pourtant importantes pour bien évaluer le pronostic fœtal. Sur le plan international c'est la protéinurie des 24h qui est recommandé pour évaluer le dysfonctionnement rénal [43], nous par contre n'avions que des bandelettes.

Sur le plan humain nous faisions face à des approximations lors de l'enregistrement de certains paramètres à évaluation assez subjective mais non moins importante tels que le score d'APGAR. Outre, le manque d'informations des femmes interrogées sur certaines données anamnestiques à l'instar de maladies dites « rares » n'est pas un problème propre à nous mais à plusieures étude cas témoins [46]. Le temps imparti à la réalisation du travail était bref, ne nous permettant pas de vérifier l'effectivité de nos prédictions à plus ou moins long terme.

CONCLUSION

CONCLUSION

La prééclampsie est un désordre pluri systémique lié à la grossesse dont les répercussions sur le devenir materno-fœtal sont souvent des plus dramatiques. Face à la rareté des données de la littérature sur l'impact de ses facteurs de risque sur le fœtus, nous nous sommes fixés pour objectif de déterminer ceux qui pourraient influencer la survenue de complications fœtales.

Au terme de notre étude, menée dans deux hôpitaux universitaires de la ville de Yaoundé, nous avons identifié 3 facteurs de risques. Ce sont :

- Un antécédent familial d'hypertension artérielle
- La grossesse multiple
- La prééclampsie sévère.

REFERENCES

REFERENCES

1. Mboudou ET, Foumane P, Belley Priso. Hypertension au camer. Clin Mother Child Health. 2009;6(2):1987–3.

2. Kyebyene MA. Evaluation de la prise en charge des complications de la prééclampsie à l'Hôpital Central de Yaounde [mémoire de diplome de spécialiste en sciences cliniques]. [Yaoundé ,Cameroun]: UY1; 2013.

3. Chapell LC, Enye S, Seed P, Briley AL, Poston AL, Shennan AH. Adverse perinatal outcomes and risk factors for preeclampsia in women with chronic hypertension: a prospective study. hypertension.2008;51:1002–9.

4. Bellamy l, Casas JP, Hingorani AD, Williams DJ. Preeclampsia and risk of cardio-vascular disease and cancer in later life: systematic review and meta-analysis. BMJ. 2007;335:974–7.

5. Knuist M, Bonsel GJ, Zondervan H A, Treffers P E. Intensification of fetal and maternal surveillance in pregnant women with hypertensive disoders. Int J Gyn Obstet. 1998;61(2):127–33.

6. Sibai BM, Hauth J. What we have learned about preeclampsia. 2003;27(3):239–46.

7. Dekker G A, Sibai BM. Low dose aspirin in the prevention of preeclampsia and fetal growth retardation rationale, mechanisms and clinical trials. Am Journ Obstet Gyns. 1993;168(1):214–27.

8. Sibai BM. Diagnosis and management of gestational hypertension and preeclampsia. Obstet Gynecol. 2003;102(1):181–92.

9. Coleta J, Simpson LL. Maternal medical disease and stillbirth. Clin Obstet Gynecol. (53):607–16.

10. Backes C, Markham K, Moorehead P. Maternal preeclampsia and neonatal outcomes. J Obstet. 2011;

11. Rey E, Couturier A. The prognosis of pregnancy in chroniqc hypertension. Am J Obstet Gynecol. 1994;171:410–6.

12. Mc Cowan LM, Buist RG, North RA, Gamble G. Perinatal morbidity in chronic hypertension. Br J Obstet Gynecol. 1996;103:123–9.

13. Sibai BM, Lindheimer M, Hauth J, Caritis SN, Van Dorsten P, Klebanoff M. Risk factors for preeclampsia,abruptio placentae and and adverse neonatal outcccome among women with chronic Hypertension. National institute of child health and human development network of maternal-fetal units. N Engl J Med. 1998;339:667–71.

14. Suppo de souza rugolo L M, Bentlin MR, Petean CE. Preeclampsia : Effects on festus and newborn. News Rev. 2011;12:198–206.

15. OMS. oms:les troubles tensionnels de la grossesse. série de rapport technique. genève,suisse: oms; 1997. Report No.: 758.

16. NHBPEP. Repport of national high blood pressure education program working group on high blood pressure in pregnancy. 2000 p. 1–22. Report No.: 183.

17. Alan H, Decherney I, Lauren N, Neri L, Roman AS.Preeclampsia.[internet] Current diagnosis & treatment in obstetric and gynecology.11th ed.[cited 2013 oct 18]. Available from:http://www.Inkling.com.

18. Cunningham FG, Leveno KJ, Bloom SL, Hauth JC, Rouse DJ. Preeclampsia.[internet].Williams obstetrics. 23rd ed.[cited 2013 oct 18].Available from: http://www.Macgraw-hillmedical.com.

19. Sibai BM, Caritis SN, Thom E. Prevention of preeclampsia with low dose aspirin in healthy nulliparous pregnant women. the national institute of child health a human development network of maternal-fetal medicine units. N Engl J Med. 329(17):1213–8.

20. Odendaal, Pattinson RC, Bam R, Kotze TJV. Aggressive or expectant management for patient with severe preeclampsia between 28-34 weeks of gestation: a randomized controlled trial. Obstet Gynecol. 1990;76(6):1070–5.

21. Leke RJI. Outcome of delivery at the central maternity, Yaoundé central hospital. Ann Univ Sci Santé. 1987;4(1):330–2.

22. Roberts C L, Algert CS, Morris JM, Ford JB, Henderson-smart DJ. Hypertensive disorders in pregnancy:a population based study. mja. 182:332–5.

23. Philibert M, Boisbras F, Bouvrier-Colle MH. Epidemiologie de la mortalité maternelle en France, de 1996 à 2002: fréquence, facteurs de risques et causes. Bull Epidemiol Hebd. 2006;50:392–5.

24. Nkada Nyagono MN. Analyse de la mortalité maternelle à l'Hôpital Gynéco-Obstétrique et Pédiatrique de Yaoundé [thèse de médecine]. [Yaoundé, Cameroun]: UY1; 2011.

25. Duckitt K, Harrington D. Risks factors for preeclampsia at antenatal Booking: systematic review of controlled studies. BMJ. 2005;330:565.

26. Conde -Agudelo A, Althabe F, Belizan JM, Kafury-Goeta AC. Cigarette smoking during pregnancy and risk of preeclampsia. Am J Obstet Gynecol. 1999;181:1026–35.

27. Beaufils M. Hypertension de la grossesse. Néphrologie Prat. 2010;6:200–14.

28. Foidart LM, Emonts P. Physiopathologie de la preéclampsie [Internet]. pro.gyneweb.fr. [cited 2013 Oct 17]. Available from: http://progeneweb.fr/SOURCES:congres/JTA:99/obs/preeclampsie.htlm

29. Nizard J. Preéclampsie [Internet]. Collect. Hippocrates. 2005 [cited 2013 Oct 11]. Available from: http://www.collectionhypocrate.com/gynecologie et obstetrique

30. Collange O, Launoy A, Kopf-Pottecher A, Dietman JL, Pottecher T. Eclampsie. An Francaises Anesth Reanim. 2010;29:75–82.

31. HTA. Conférence nationale des professeurs d'université sur les principales complications de la grossesse. Paris: Masson; 2002; 31:3528–32.

32. Sentihles L, Gillard P, Bigard F, Deschamps P. Hypertension et grossesse. Obstetric pour le praticien. 5th ed. Paris: Masson; 2008. p. 161–71.

33. Bah A, Diallo A, Diallo A, Keita N, Diallo M. Hypertension artérielle et grossesse:aspect épidémiologique et facteurs de risque. Médécine Afr Noire. 2000;47(10):422–5.

34. Ness R, Markovic N, Harges G, Roberts J. Family history of hypertension,heart disease and stroke among women developing hypertension in pregnancy. obstetric and gynecol. 102nd ed. texas; 2003;1366–71.

35. Bezzerra P, Leao M, Quieroz J, Melo E, Perreira F. Family history of hypertension as an important risk for the development of severe preeclampsia. Acta Obstet Gynecol Cardio. 2010 May;89(5):612–7.

36. Ganesh K, Unirikrishnan B, Nagara K, Jarayam S. Determinants of Preeclampsia: a case control study in a district hospital in south India. Indian J Community Med. 2010 Oct;35(4):502–5.

37. Blondel B, Kaminski M. les accouchements multiples en France. J Gynecol Obstet. 1998;17(11650-752).

38. Pons J, Paprernick F. La grossesse gémellaire. paris: Flamarion; 1995.

39. Shilpa H. A study of fetal outcome in multiple pregnancies. Obstet Gynecol. 2013;

40. Tchobrousky. Retard de croissance cintra utérin et grossesse gémellaire. Paris: Doin edition;

41. Chua S, Redman C W. Prognosis for preeclampsia complicated by 5 gram proteinuria in 24 hours. Eur j obstet gynecol reprod biol.1992 jan 9;43(1):9-12.

42. Ngunga N M. Pronostic materno-fœtal dans les prééclampsie sévère [thèse de médecine]. [RD Congo]: Kinshasa; 2010.

43. Sheikh F, Venyo A. Proteinuria in pregnancy a review of the literature. Webmed. 2013;3(11).

44. Simpson L L. Maternal medical disease risk of antepartum fetal death. 2002;42–50. Report No.: 1.

45. Cnanttinguis S, Mills H, Yuen J, Erikson O, Ros H. The paradoxiocal effect of smoking in preeclampstic pregnacies. Am Journ Obstet Gyns. 1997;171(1):156–61.

46. Letrillard L. Les enquêtes cas-témoins : Quand, comment. Sang thrombose Vaiss. 1998 fev;10(2):116–22.

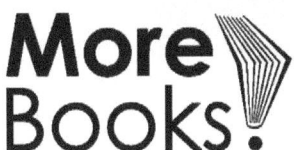

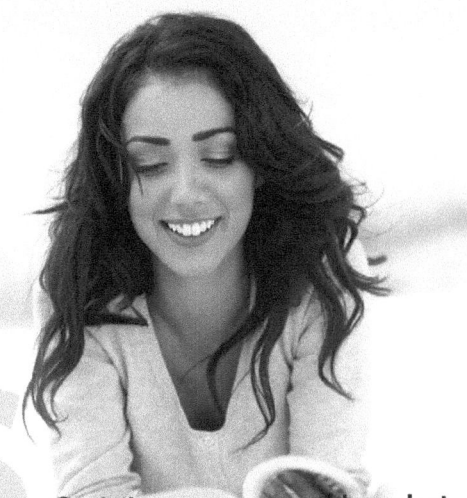

Oui, je veux morebooks!

I want morebooks!

Buy your books fast and straightforward online - at one of the world's fastest growing online book stores! Environmentally sound due to Print-on-Demand technologies.

Buy your books online at
www.get-morebooks.com

Achetez vos livres en ligne, vite et bien, sur l'une des librairies en ligne les plus performantes au monde!
En protégeant nos ressources et notre environnement grâce à l'impression à la demande.

La librairie en ligne pour acheter plus vite
www.morebooks.fr

OmniScriptum Marketing DEU GmbH
Heinrich-Böcking-Str. 6-8
D - 66121 Saarbrücken
Telefax: +49 681 93 81 567-9

info@omniscriptum.com
www.omniscriptum.com

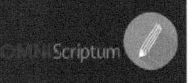

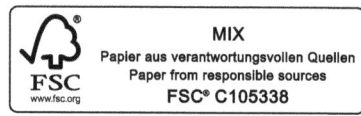

Printed by Books on Demand GmbH, Norderstedt / Germany